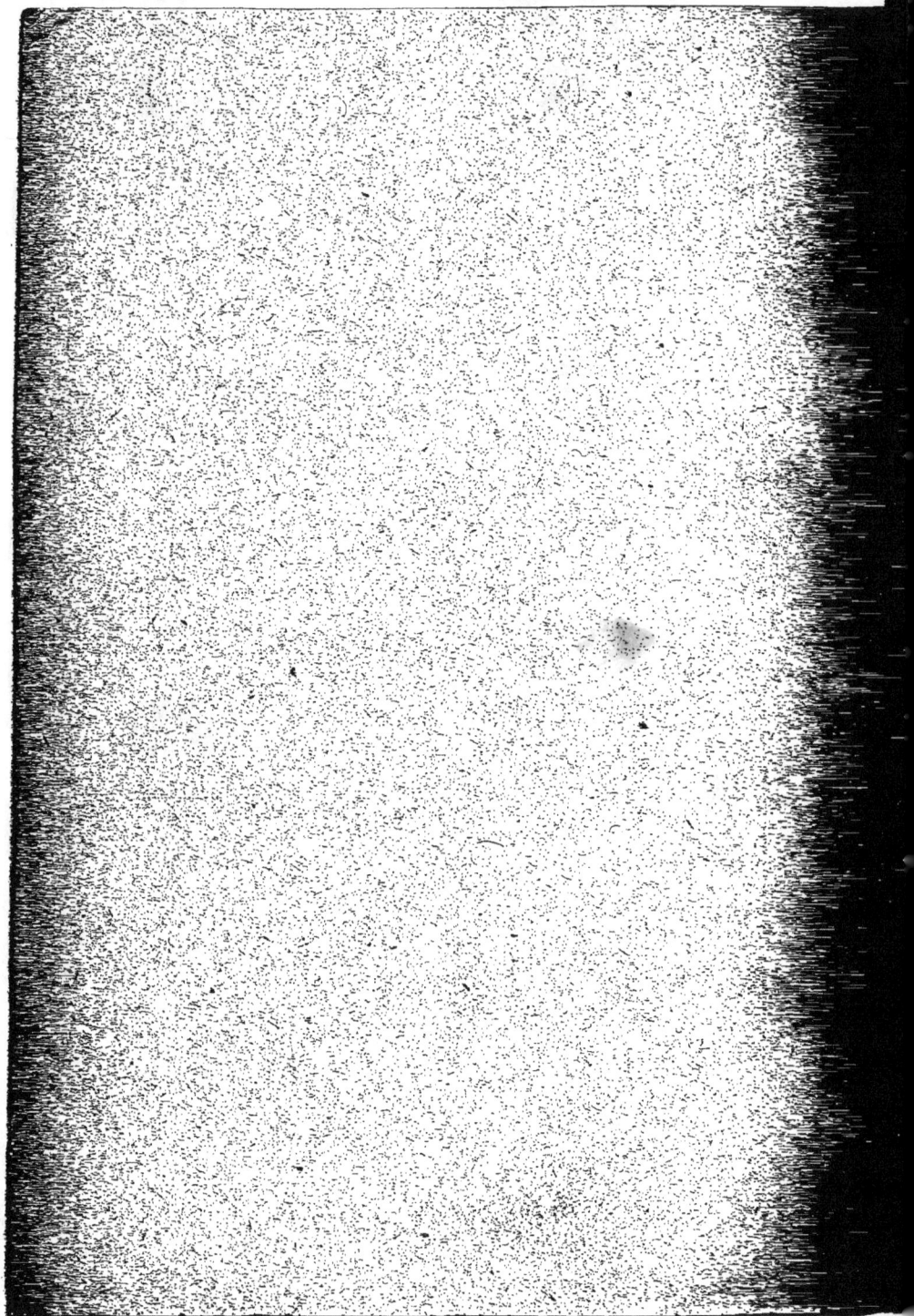

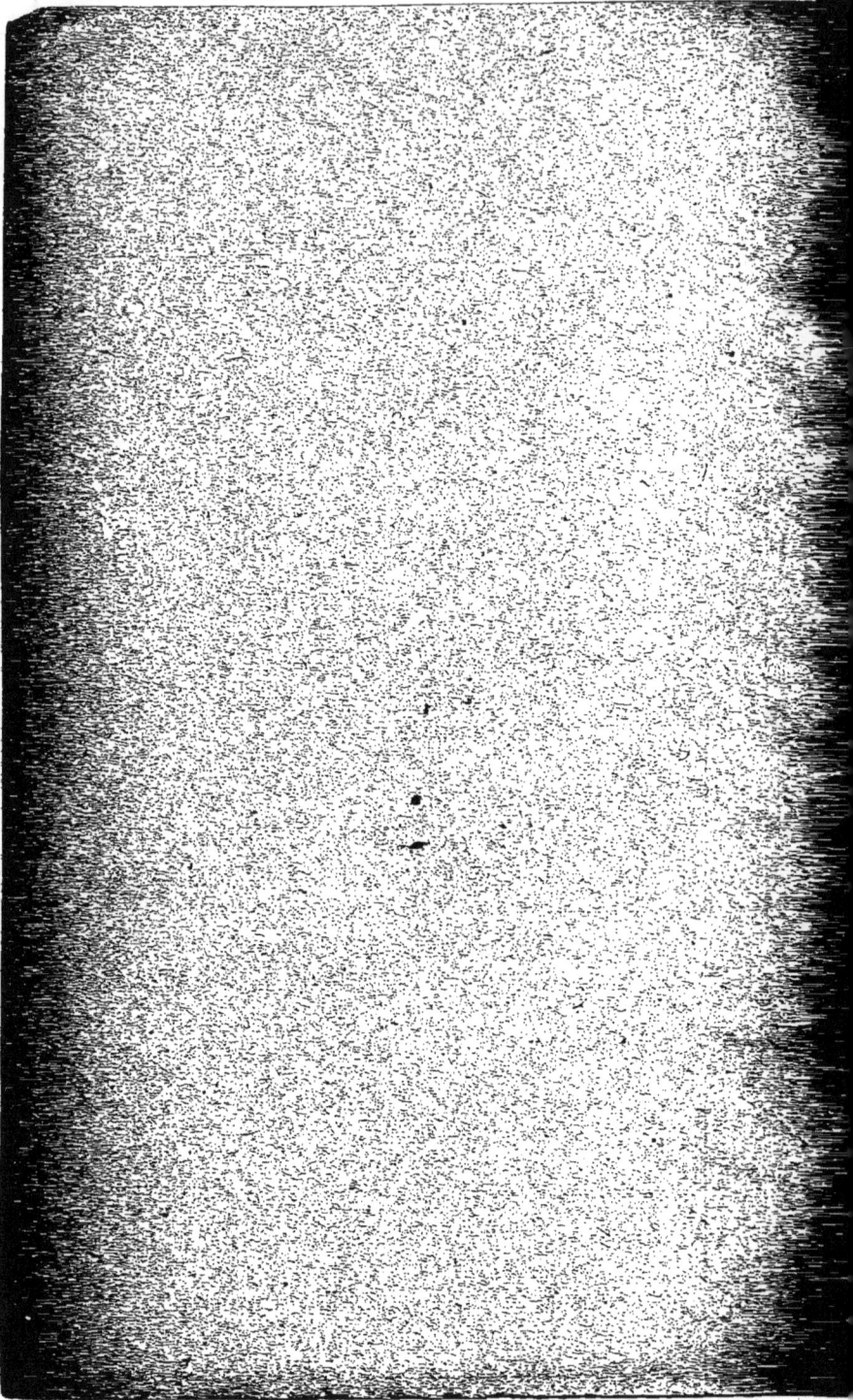

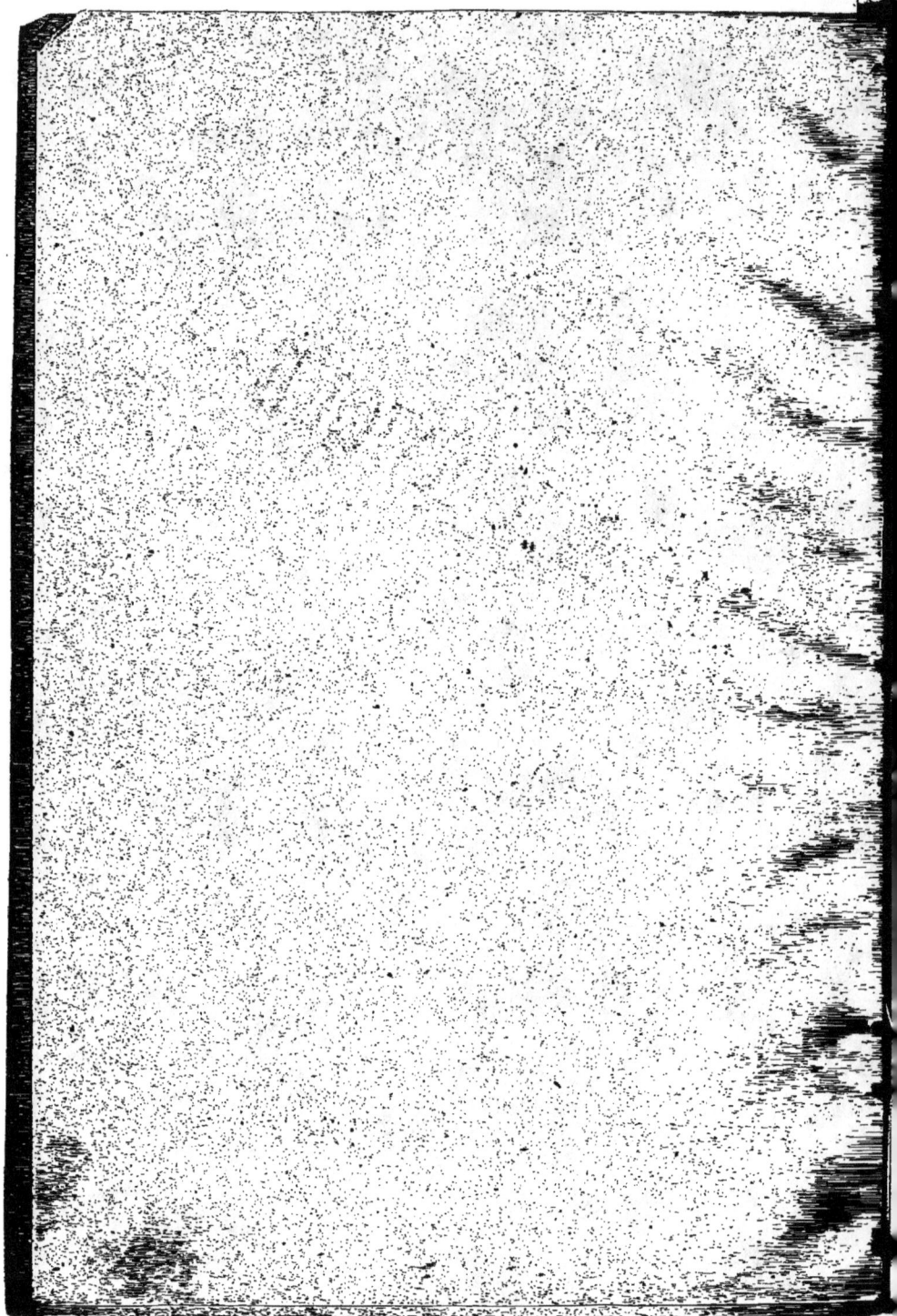

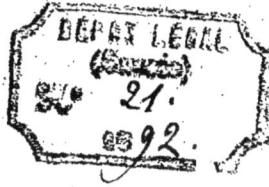

TOURISME

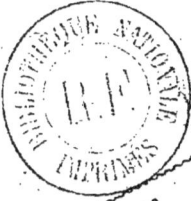

SAC HYGIÉNIQUE

du

Docteur J. MONARD.

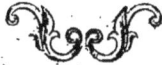

AIX-LES-BAINS
TYPOGRAPHIE-LITHOGRAPHIE A. GÉRENTE
rue de Genève.

—

1892

TOURISME

LE SAC HYGIÉNIQUE

Quiconque a porté de lourds fardeaux en montagne a souffert du sac, auquel on ne s'habitue jamais complètement, et dont les principaux inconvénients sont :

1º La gêne des épaules et de la poitrine par les courroies, qui compriment les vaisseaux et les nerfs à la racine des bras.

2º L'échauffement du dos produisant rapidement une sueur abondante qui, ne pouvant s'évaporer librement, entretient sur le corps une forte humidité ; inconvénient grave auquel on a incomplètement paré au moyens de claies en osier ou de chevalets, qui augmentent le poids du sac sans atteindre le but cherché.

3° La limite du poids, susceptible d'être porté sans fatigue notable, rapidement atteinte et ne pouvant être dépassée sans produire une très grande surcharge. Le sac ordinaire par sa disposition dans le dos peut être considéré comme suspendu à l'extrémité d'un bras de levier dont le point d'appui serait le dessus des épaules ; la pression sur les épaules est donc double de ce qu'elle serait si le fardeau reposait par son centre de gravité directement sur ce même point (théorie du levier).

4° Le manque de protection de la nuque et de la tête ; un soleil intense peut provoquer des insolations ; une pluie abondante mouille les vêtements et ruisselle dans le cou.

5° L'impossibilité pour la femme de s'en servir, parce qu'il exerce une compression et une traction des muscles de la poitrine.

Pour toutes ces raisons, le sac ordinaire est anti-physiologique. On ne s'y habitue qu'au prix de grandes fatigues auquel l'organisme humain ne peut être longtemps soumis sans danger. Les muscles des bras et de la poitrine se contractent en effet dans des conditions désavantageuses pour le bon fonctionnement de la machine humaine. Il se produit ce qu'on observe en mécanique dans les *roulements à bille*; une vis trop serrée immobilisant une ou plusieurs billes, l'axe de rotation *grippe*; le roulement a lieu, mais au prix d'une usure sérieuse. De même, le sac en comprimant les muscles, les vaisseaux et les nerfs, met le moteur humain dans des conditions d'usure plus rapide.

C'est dans le but de parer à tous ces inconvénients que j'ai imaginé mon système.

L'idéal dans le port du sac serait de faire porter sur une même distance pendant une série de jours, des poids de plus en plus lourds, sans dépasser jamais le degré de fatigue compatible avec le bon fonctionnement de l'organisme. Ce sont là les conditions du *véritable entrainement*.

J'ai essayé de me rapprocher de cet

idéal. Je n'ose pas affirmer que j'y sois
arrivé : mais il n'est pas douteux que j'ai
abordé la question comme elle doit l'être,
en changeant tout d'abord le principe
absolument erroné du sac ordinaire auquel j'ai substitué un principe physiologique.

Je n'ai pas, en réalité, inventé une
manière de porter les fardeaux ; je n'ai
fait que rendre plus pratique, d'un usage
plus général et surtout plus en rapport
avec les exigences de l'alpinisme, des
procédés utilisés de tout temps.

Dans les vignobles de montagne les
cultivateurs transportent l'engrais dans
des *Casse-Cous*, qui prennent leur point
d'appui sur la nuque et le dessus des
épaules ; un homme porte facilement de
cette façon, à de grandes hauteurs, un
poids variant de 40 à 50 kilogs.

Sur les chantiers de construction, le
mortier est servi par de jeunes garçons
de 14 à 16 ans qui portent tout le jour des
charges de 26 ou 27 kilogs. L'instrument
dont ils se servent : l'*oiseau*, n'est autre
que le *Casse-Cou* dont les deux bras sont
raccourcis.

Qui n'a vu ou entendu raconter que
les zouaves en Afrique peuvent emporter
sur leurs sacs les fardeaux les plus en-

combrants? Le paquetage dépasse de beaucoup la tête. La surcharge n'est qu'apparente; et le fardeau du zouave est en réalité moindre que celui du fantassin ordinaire. Le chargement est ramené au-dessus des épaules, le sac vide ne jouant ici qu'un rôle de support. De cette façon, le centre de gravité est notablement surélevé, et, avec une légère flexion du tronc en avant, il se trouve à peu près dans l'axe vertébral : d'où diminution notable de la pression exercée par le fardeau.

Les principaux avantages de mon système me paraissent pouvoir être résumés comme suit :

1° Abri de la tête de la nuque et des épaules contre la pluie et la radiation solaire.

2° Évaporation facile et constante de la sueur, l'air circulant librement par tout le corps.

3° Suppression complète des bras de levier et de la constriction des épaules.

4° Port du sac au-dessus du plan horizontal des épaules au moyen d'une armature en forme de bât se reliant au ceinturon. J'obtiens ainsi la répartition

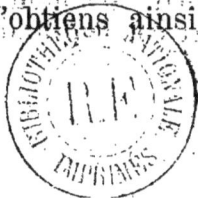

du poids total sur deux points voisins de l'axe vertébral, qui sont de véritables clefs de voûte (clavicule et omoplate arc-boutés), et peuvent plus facilement supporter de fortes pressions sans fatigue ; et aussi sans douleur, car il n'existe en ce point ni vaisseaux ni nerfs importants.

5° Liberté des mouvements, aucun muscle n'étant gêné ou immobilisé par une pression quelconque. Les seuls muscles dont les contractions sont un peu modifiées sont les extenseurs et les fléchisseurs de la colonne vertébrale. Le centre de gravité du corps se trouvant un peu relevé (de la région ombilicale à 12 ou 15 centimètres au-dessus), les muscles doivent, pour obtenir l'équilibre, modifier leurs contractions parallèles. Mais l'éducation de ces nouveaux mouvements s'acquiert très vite instinctivement. Une fois l'équilibre établi, les muscles moteurs de la colonne vertébrale ne se fatiguent pas davantage avec ou sans le sac.

Une supériorité de mon système sur le sac ordinaire est sa grande capacité 18 litres au lieu de 9 litres 1/2. De nombreuses courroies augmentent aussi notablement le paquetage permettant, détail important à signaler, quelque soit le poids surajouté, d'en reporter toujours la pression au-dessus des épaules.

Il est un autre avantage que mon sac peut seul revendiquer, c'est de permettre à la femme, toutes proportions gardées, de porter un fardeau aussi facilement que l'homme. La partie supérieure des épaules est aussi résistante chez la femme que chez l'homme, pourvu que la poitrine ne soit pas comprimée. Nous voyons dans nos campagnes des femmes porter à de grandes distances de lourds fardeaux sur la tête. De même verrons-nous bientôt peut-être des dames alpinistes partir en excursion avec un équipement complet sur leurs épaules. L'entraînement chez la femme sera même plus facile que chez l'homme, parce qu'elle ne fait usage ni de tabac ni d'alcool, ces deux poisons de l'énergie nerveuse et musculaire.

Nous pensons que notre système, destiné à rendre de grands services aux tou-

ristes, devra être étudié en vue de son
emploi dans l'armée. La seule objection
sérieuse qu'on nous fait concernant le
port du fusil n'est pas suffisante pour le
faire rejeter *a priori*. Nous avons d'ail-
leurs résolu cette difficulté d'une façon
très satisfaisante, et nous pouvons, par
un dispositif très simple, réaliser le port
du fusil sur l'épaule, sans rien changer
à l'attitude habituelle du soldat.

Pour l'armée coloniale, nous estimons
qu'un sac comme le nôtre devra s'impo-
ser à brève échéance. Dans les colonies
rapprochées de l'équateur, le soldat ne
peut porter le sac, qui concentre dans le
dos et sur la nuque une chaleur favori-
sant les insolations.

En protégeant d'une façon absolue les
épaules, la nuque et la tête; en réduisant
au minimum la pression d'un fardeau,
mon système peut permettre dans
les colonies le port de l'équipement complet du soldat.

Un sac construit sur le principe que j'applique, permet d'entrevoir la possibilité pour tout homme de force moyenne d'emporter avec lui son équipement complet, et huit jours de rations, pour vivre d'une façon permanente (c'est-à-dire le jour et la nuit), à l'air libre. J'entrevois le jour prochain, peut-être, où des touristes pourront explorer les montagnes et camper où bon leur semblera, faisant sans fatigue de longues étapes par n'importe quel temps : pluie, vent, neige, froid excessif. J'ai imaginé pour mon usage personnel un type d'équipement qui m'a permis déjà de réaliser ces *desiderata*. J'ai même résolu *théoriquement* la question du repos *physiologique* et *réparateur* à l'air libre par les temps d'hiver les plus rigoureux. Mes expériences sont trop peu nombreuses encore pour que je les fasse connaître aujourd'hui ; mais elles me permettent déjà d'affirmer que, si la question n'est pas résolue, elle ne peut manquer de l'être avant peu.

Poser un pareil problème, c'est démontrer l'importance qu'il y aurait pour notre pays à le résoudre dès ce jour.

Pour toutes ces raisons, je crois que mon système de sac hygiénique est une innovation heureuse, qui mérite de fixer l'attention, et dont l'étude s'impose à quiconque s'occupera de chercher la formule permettant d'obtenir de la machine humaine le maximum de rendement.

Dr J. MONARD,
Membre du C. A. F.

Aix-les-Bains, le 13 Juin 1892.

Aix-les-Bains. Imp. Gérente.

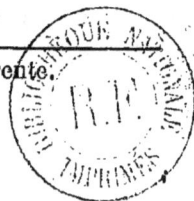

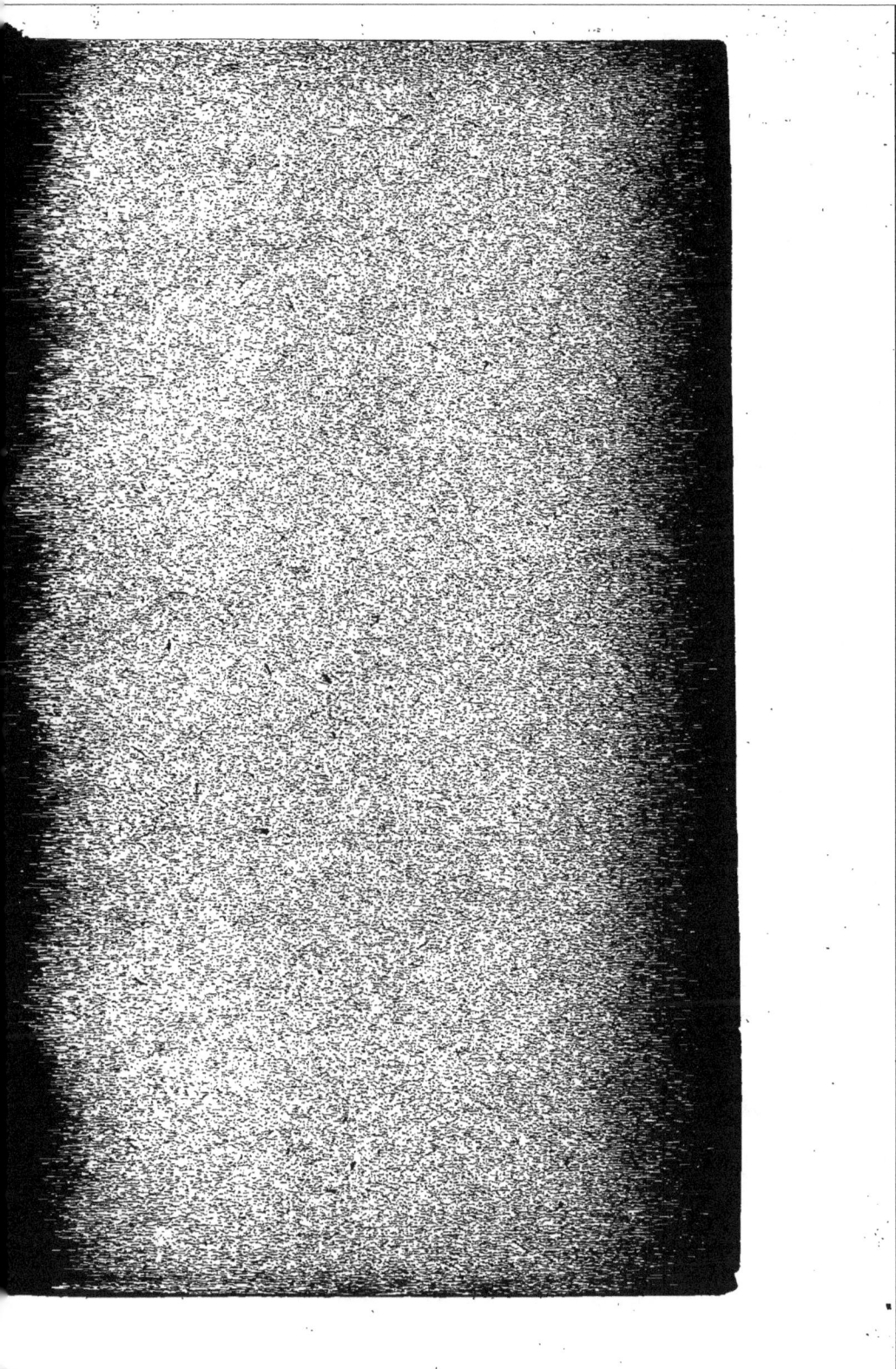

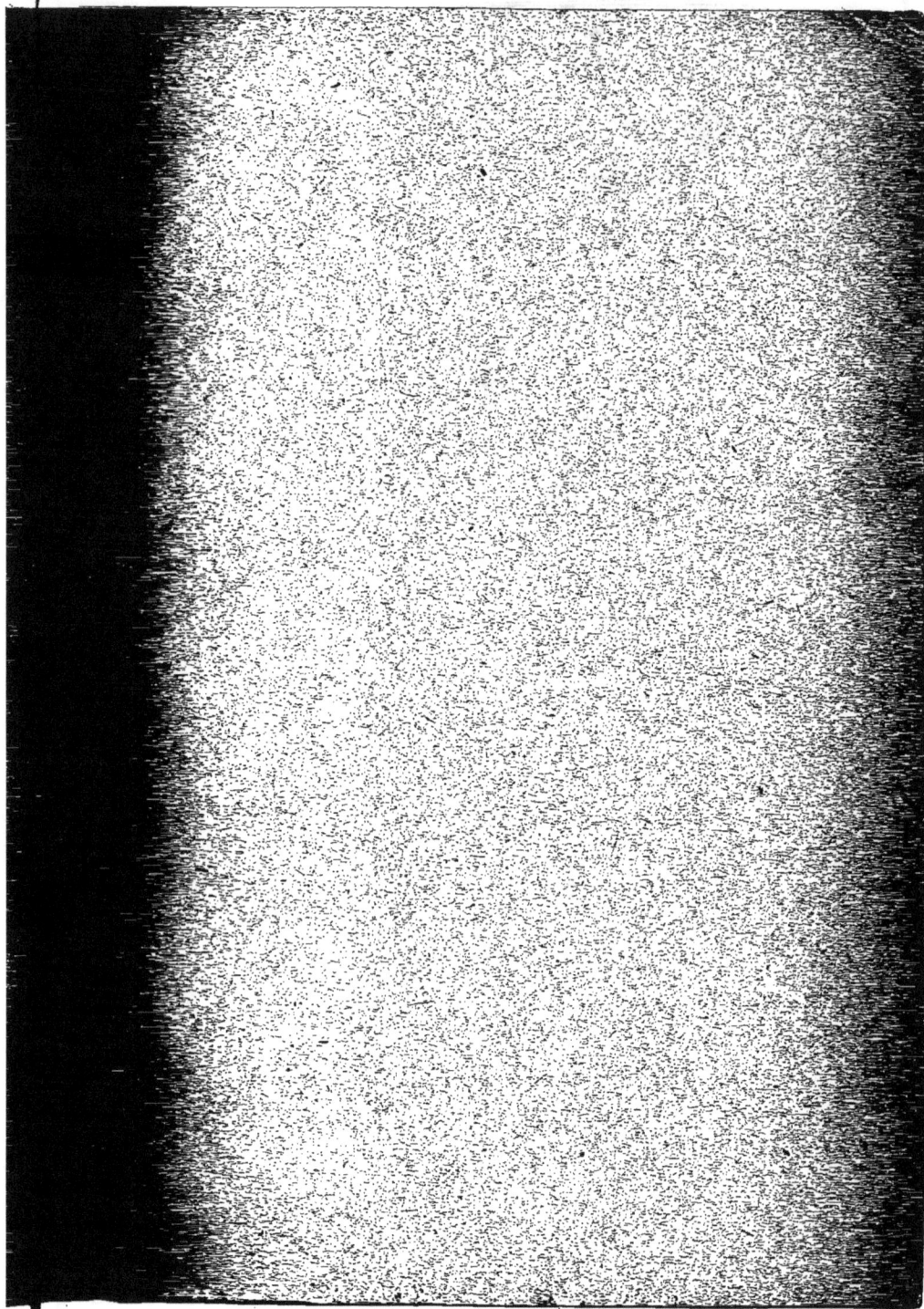